Hameau.

QUELQUES AVIS

SUR

LES BAINS DE MER,

Par M. Hameau,

DOCTEUR EN MÉDECINE A LA TESTE-DE-BUCH (GIRONDE),

MEMBRE CORRESPONDANT DE LA SOCIÉTÉ ROYALE DE MÉDECINE DE BORDEAUX.

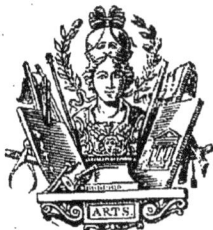

A BORDEAUX,

CHEZ LAVIGNE jeune, IMPRIMEUR DE LA PRÉFECTURE,

FOSSÉS DE L'INTENDANCE, 15.

JUIN 1835.

QUELQUES AVIS

SUR

LES BAINS DE MER.

QUELQUES AVIS

LES BAINS DE MER,

Par J. HAMEAU,

DOCTEUR EN MÉDECINE A LA TESTE-DE-BUCH (GIRONDE),

MEMBRE CORRESPONDANT DE LA SOCIÉTÉ ROYALE DE MÉDECINE DE BORDEAUX.

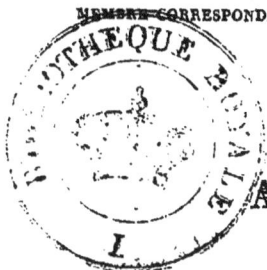

AVANT-PROPOS.

LES peuples les plus anciens dont l'histoire nous
ait conservé le souvenir, ont fait tellement usage
des bains de tout genre, que nous avons de la peine
à nous en former une juste idée, ainsi que des sa-
crifices qu'ils faisaient pour cela, malgré la ma-
gnificence des monumens qu'ils nous ont laissés et
qui servaient à cet usage. Partout où la nature
leur offrait des sources, des lacs, des fleuves ou
des mers, ils se baignaient dans leurs ondes, et
lorsqu'elle s'en montrait avare, ils savaient y sup-

pléer en creusant des canaux , en construisant
des aquéducs pour amener des eaux, souvent de
fort loin, dans leurs habitations. Les Grecs et les
Romains surtout ont usé des bains avec un art et
une volupté extrêmes. Il n'y avait pas de famille
un peu aisée qui n'eût son lavacrum, sa piscine
ou son baptisterium. Les bains froids, les bains
chauds, les bains de vapeur, les onctions, le mas-
sage et plusieurs autres pratiques analogues, for-
maient une des principales parties de leur gym-
nastique. On sait que ces illustres peuples, dans
leur imagination brillante et féconde, animaient
et déifiaient tout ce qui faisait l'objet de leur culte
ou de leurs plaisirs. S'ils entraient dans les eaux
limpides d'un simple ruisseau, c'était une nymphe
qui les recevait dans son sein, qui les protégeait
et qui les pénétrait comme d'un nouveau souffle
de vie. S'ils se plongeaient dans la mer, c'était
Thétis qui les accueillait dans son empire et qui
présidait à ces agréables et utiles exercices.

On sent tout le bon effet que ces idées riantes
devaient réellement produire sur tout leur être.
Pline assure que les Romains avaient su tirer un
si grand avantage des bains, que pendant plus
de cinq cents ans ils avaient seuls formé toute leur
médecine.

Mais pendant tout ce long temps d'horrible
barbarie qui suivit la chute des Romains, nos
pères, les Gaulois, ne durent guère songer à pro-

fiter de leur exemple sur l'usage des bains : d'autres soins les occupaient. On ne pense point à conserver la santé, ni même la vie, lorsqu'on est accablé par la servitude et toutes les misères qu'elle traîne à sa suite. Quand les sciences et une lueur de liberté vinrent améliorer le sort des peuples, ils purent apprécier l'existence, lui trouver des charmes, considérer la santé comme le bien le plus précieux, et se donner tous les soins nécessaires à leur conservation.

Les habitans des bords du bassin d'Arcachon et des contrées environnantes, ont dû depuis longtemps se baigner dans les eaux cristallines de cette superbe baie. Les béquilles et autres objets de douleur suspendus dans la jolie chapelle qui orne ce rivage, attestent que c'est avec succès que divers malades y sont venus chercher la santé. Depuis vingt-huit ans que j'exerce la médecine à la Teste, j'y ai vu, chaque année, un grand nombre de malades venir des pays voisins pour se baigner, et souvent se retirer guéris ou soulagés. Mais c'est principalement depuis que M. Legallais a eu l'heureuse idée de faire son bel établissement pour recevoir les baigneurs, que j'ai pu observer les salutaires effets de ces bains. L'humanité lui doit de la reconnaissance pour ce bienfait, et l'art ne peut manquer d'en retirer un grand avantage par les précieuses observations qui peuvent y être faites.

Chargé, jusqu'à ce jour, de donner des soins aux malades de cet établissement, je me propose, dans ce qui va suivre, de dire ce que l'expérience et la réflexion m'ont fait connaître de plus utile sur la manière de se servir des eaux de la mer, soit en bains, soit prises intérieurement, tant en santé qu'en maladie. Je considère cela comme un devoir de mon état, et j'ai lieu d'espérer, en donnant cet opuscule au public, que si je remplis bien la tâche que je m'impose, il pourra lui être de quelque utilité, maintenant surtout qu'on est généralement convaincu des salutaires effets de ces eaux, et qu'on cherche à en profiter. Ce sera comme un manuel que je destine uniquement aux baigneurs. J'éviterai, autant que possible, les termes et les raisonnemens scientifiques, afin d'être facilement compris de tous les lecteurs. J'ai l'intention d'être utile et non de briller. Cependant je ne me bornerai pas à ne m'occuper que de l'eau de la mer, je dirai aussi tout l'avantage qu'on peut retirer de l'emploi des sables qui forment le rivage, et surtout de l'air qu'on y respire. Si le public accueille favorablement cet essai, tout pratique, je pourrai coordonner les observations que j'ai déjà faites et celles que je recueillerai dans la suite, pour en faire un tout qui puisse aussi servir à la science.

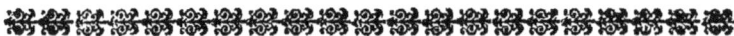

QUELQUES AVIS

SUR

LES BAINS DE MER.

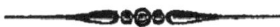

CHAPITRE I.er

SECTION I.re — *Des Bains froids en général.*

1. L'EAU de la mer agit par sa fraîcheur et par les sels qu'elle contient. Lorsqu'on ne se baigne pas dans la mer même, il importe que les lieux où l'on prend ces bains soient disposés de manière à ce qu'il n'y ait absolument que de l'eau de mer; qu'elle soit bien limpide, que la plage soit belle, d'un abord facile, et que les vents puissent, en balançant les ondes, y former des flots doux et légers. Le lieu où M. Legallais a fondé son établissement, réunit tous ces avantages à un haut degré. Je puis dire, avec l'assurance d'être approuvé par tous ceux qui le connaissent, qu'aucun autre ne saurait être plus heureusement situé. L'eau de la mer, sans aucun mélange d'eau douce, arrive deux fois le jour à quel-

ques pas de l'édifice, et s'étend sur une arène toujours très-propre, qui présente une pente douce jusque sur le bord du chenal; son exposition étant au nord, tous les vents de l'hémisphère boréal peuvent toujours y agiter les eaux à un degré suffisant pour faire du bien, et jamais au point de pouvoir nuire.

2. Les bains de mer sont un de plus puissans moyens que la médecine puisse employer, dans quelques cas, pour guérir les maladies, et un des plus agréables pour conserver la santé. Agissant sur tout le corps à-la-fois, et s'appliquant sur la peau, sa partie la plus sensible, on comprend facilement les grands effets qu'ils doivent produire. Apprécier leur énergie, c'est reconnaître qu'ils peuvent faire beaucoup de bien ou beaucoup de mal, selon la manière dont ils sont pris. Les prendre sans règle et sans mesure, ils peuvent nuire; c'est pourquoi il est prudent, lorsqu'on est malade, de consulter un médecin, et si l'on est bien portant, de prendre certaines précautions pour en obtenir tout le bien qu'on en attend.

3. Plusieurs choses essentielles doivent être observées avant le bain : 1.º ne point suer; 2.º n'avoir point mangé depuis trois heures au moins. La croyance que l'eau de la mer ne peut nuire dans aucun cas, est une erreur dangereuse. L'exemple qu'on cite des marins qui se plongent impunément dans l'eau à tous les instants, ne doit point servir de règle; ils ont l'habitude pour eux; mais tout le

monde ne peut pas invoquer les bienfaisans effets de cette seconde nature; 3.º les femmes ne doivent point se baigner pendant leur temps critique; si même elles sont fixées sur le jour où le flux doit commencer, elles doivent s'en abstenir dès la veille ou l'avant-veille, mais elles peuvent le faire dès le lendemain du jour qu'il a totalement cessé; 4.º le flux hémorrhoïdal et la diarrhée sont des contre-indications; on doit attendre qu'ils aient cessé; 5.º lorsqu'on a mal digéré, ce qu'on reconnaît aux renvois acides ou d'une odeur d'œufs couvis, on doit aussi s'abstenir; 6.º enfin, si, étant d'ailleurs bien portant, on éprouve quelque incommodité, tels que des maux de tête, des vertiges, des lassitudes dans les membres, venus sans cause apparente, on ne doit point se baigner sans consulter, parce que quelquefois ces petits dérangemens sont les préludes d'une maladie.

4. Deux questions me sont fréquemment faites par les baigneurs; les voici : « Quelle est l'heure la plus favorable pour le bain? combien de temps faut-il y rester? » Je vais tâcher d'y répondre. Les Romains prenaient ordinairement leur bain à la huitième heure du jour, avant leur repas du soir. Les habitans de ce pays-ci se baignent à la chute du jour. D'après cela, on peut croire que l'expérience enseigne quel est le moment le plus opportun. En effet, si l'on réfléchit que le corps est accablé par la chaleur du jour et par l'exercice qu'on

a pu faire, on sentira qu'il devient nécessaire de le restaurer au moyen du bain. Lors donc qu'on ne doit prendre qu'un bain par jour, je pense que ce doit être l'après-midi. Lorsqu'on veut en prendre deux, le premier devra être pris avant le déjeûné, mais toujours une bonne heure après s'être levé. Cette dernière précaution est surtout nécessaire pour ceux qui transpirent pendant le sommeil.

5. Ma réponse à la seconde question reposera sur un principe de la plus haute importance, qui, à lui seul, est presque toute la théorie du bain froid. Cette sorte de bain agit en soutirant du calorique du corps et en opérant une forte concentration de tous les mouvemens vitaux, d'où résulte un froid plus ou moins prompt et vif, selon le tempérament et la disposition des sujets. Au sortir du bain, un mouvement contraire a lieu, c'est-à-dire, qu'il se fait une expansion, plus ou moins prompte aussi, de tous les mouvemens du centre à la circonférence, d'où naît une douce chaleur et un bien-être tout particulier. Cette expansion doit commencer à se faire aussitôt qu'on s'est vêtu. C'est dans l'accord et le parfait équilibre de ce double mouvement, que consiste, en grande partie, le bon effet du bain (1). Les personnes faibles ou sensibles éprouvent ordinairement un froid très-

---

(1) Je parlerai ailleurs de la part que peuvent prendre à ce bon effet du bain les sels et autres substances que l'eau de mer contient.

vif, et si elles persistent à trop rester dans le bain,
la réaction se fait long-temps attendre. Celles qui
sont fortes ou peu impressionnables, restent long-
temps sans éprouver un froid fatigant, et la chaleur est prompte à revenir. Maintenant, chaque
lecteur doit comprendre que ce qui doit servir de
règle pour la durée du bain, est relatif au degré
de froid que l'on y éprouve et au temps que la
réaction met à s'opérer. Je suppose qu'on ait resté
demi-heure dans le bain, et qu'après en être sorti,
on ait greloté une heure; il est évident que le froid
a été trop fort; alors le bain suivant devra être
moins long. J'ai vu des personnes qui pouvaient à
peine rester cinq minutes dans l'eau, et qui restaient ensuite plusieurs heures à se réchauffer. Il
en est d'autres qui y resteraient une journée entière
sans presque avoir froid. Il ne peut donc pas y
avoir de terme fixe pour la durée du bain; mais
chacun doit la régler d'après le principe que je
viens d'établir. Ceux qui éprouvent trop de retard
dans le retour de la chaleur, doivent l'exciter à
revenir, en se promenant sur le rivage ou dans
quelque lieu abrité. Ceux qui sont trop faibles
pour se promener, se mettront dans le lit, qu'on
pourra préablement faire chauffer, si cela est absolument nécessaire ; mais on n'y restera que
jusqu'à ce que le froid ait passé. Dans aucun cas,
on ne doit manger qu'après le retour complet de
la chaleur.

Section II. — *Des principaux effets de ces bains.*

6. Lorsqu'ils sont pris avec les précautions que je viens d'indiquer, ils agissent comme un puissant tonique sur tout le corps. Le froid qu'ils produisent et la chaleur qui lui succède, forment comme un de ces salutaires accès de fièvre éphémère que la nature emploie, fort souvent, pour rétablir l'équilibre dans l'économie. Si le froid est trop prolongé, ils sont sédatifs, c'est-à-dire qu'il affaiblissent au lieu de donner des forces. Pendant l'immersion, la transpiration est suspendue, et il y a absorption de l'eau, ainsi que des sels et des autres substances qu'elle tient en dissolution. Toutes ces substances passent dans des vaisseaux qu'on nomme lymphatiques, arrivent jusque dans le sang, et circulent avec ce fluide dans toutes les parties du corps. Si, dans leur cours, elles rencontrent des matières hétérogènes qu'il soit dans leur essence de pouvoir attaquer et détruire, elles les chassent par les divers émonctoires du corps, tels que par les sueurs, les urines, les selles, etc. C'est par suite de leur action bienfaisante, qu'on voit souvent des engorgemens de glandes et des dartres diminuer ou disparaître.

7. Ces mêmes bains causent une condensation et un refoulement de tous les fluides, d'où résulte une augmentation dans la sécrétion de l'urine. Ils régularisent et accroissent l'action des nerfs,

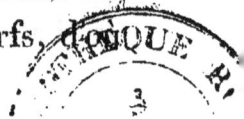

naît plus d'activité et d'accord dans les fonctions de tous les organes. Qui, après un de ces bains, ne s'est pas trouvé plus souple et plus disposé aux divers exercices? Qui n'a pas senti l'aiguillon de ce vif appétit, digne d'être envié par nos modernes Lucullus? Enfin, qui n'a pas éprouvé cette quiétude physique, heureux effet de l'harmonie qui règne dans l'action de toutes les parties du corps?

CHAPITRE II.

Maladies dans lesquelles les Bains froids sont utiles ou nuisibles.

8. Jusqu'ici je n'ai considéré les bains de mer que dans leurs effets sur les personnes bien portantes; maintenant je vais dire quels avantages en peuvent retirer celles qui sont malades. Il est impossible de spécifier tous les cas particuliers auxquels ils peuvent convenir. Les livres de l'art sont presque silencieux à leur égard, et aucun médecin, que je sache, n'a fait de traité *ex professo* sur cela. J'ouvre donc la carrière; heureux, si je puis la parcourir avec quelque avantage pour l'humanité souffrante!

9. Avant de commencer ce grave et difficile sujet, but principal de cet opuscule, je dois prévenir que

je ne prétends point faire un travail qui serve de guide à tous les malades, à tel point qu'ils puissent dans tous les cas se passer de médecin; c'est une chose impossible; par conséquent, cette prétention de ma part serait une preuve d'ignorance ou de mauvaise foi. Vouloir mettre le traitement des maladies à la portée de tout le monde, serait une erreur dangereuse et souvent un charlatanisme. Le lecteur judicieux et éclairé comprendra facilement la vérité de cette proposition, parce qu'il sait que la mystérieuse nature ne se dévoile que difficilement, même à ceux qui font une étude approfondie de ses secrètes opérations. Je dois encore dire que les bains de mer, quelque salutaires qu'ils puissent être, ne sont point une panacée, c'est-à-dire, qu'ils ne sont pas utiles à tous les maux. Dans quelques cas, ils peuvent seuls guérir; mais le plus souvent il faut qu'ils soient secondés par les médicamens propres aux maladies qu'on se propose de guérir.

10. Les bains froids ne peuvent convenir que dans les affections chroniques qui sont sans fièvre lente. Je ne connais pas une seule maladie aiguë pour laquelle ces bains ne fussent contraires : il faut que la période inflammatoire ait cessé pour qu'ils puissent être utiles. Il est des maladies chroniques qui, sans être accompagnés de fièvre, ne nécessitent pas ces bains, et pour lesquelles ils seraient même souvent très-dangereux : telles sont,

par exemple, l'obstruction du foie, de la rate; les crachemens et les vomissemens de sang, etc.

11. Les cas pour lesquels ils sont toujours utiles, sont principalement une faiblesse générale ou partielle de l'action musculaire (résultant d'une vie sédentaire, de travaux intellectuels, d'excès vénériens, etc.), les engorgemens lymphatiques, les rhumatismes anciens, les affections nerveuses proprement dites, la folie, ainsi que la plupart des autres altérations mentales. Quoiqu'éminemment salutaires dans ces cas, il ne faut pas toujours les employer seuls ni de prime-abord; il est souvent des précédens qu'il faut remplir, ainsi que je le dirai ailleurs, pour qu'ils soient efficaces. Une foule d'autres maladies nécessitent leur emploi; j'en citerai plusieurs exemples que l'expérience m'a fait connaître; mais celles que je viens de citer sont si multipliées, et souvent si graves, qu'elles méritent une attention particulière.

12. Toutes les personnes qui mènent une vie sédentaire, qui se livrent à des occupations légères ou à des travaux de l'esprit, qui logent dans des lieux humides, peu aérés, obscurs ou sales, qui se nourrissent mal ou qui font des excès de quelque genre, peuvent, sans paraître autrement malades, être atteints d'une faiblesse radicale de tout le corps, à laquelle il importe de remédier, parce que tôt ou tard elle doit amener quelque maladie dangereuse. On reconnaît cet état principalement à la maigreur

et à la pâleur du corps, quelquefois à sa bouffis-
sure, à la nonchalence, à la difficulté des diges-
tions et des mouvemens musculaires, à lafaiblesse
du pouls. L'habitation sur le bord de la mer, un
régime convenable et les bains, triomphent mer-
veilleusement de cet état, surtout si le sujet est
jeune. J'en ai vu un grand nombre d'exemples.
On est quelquefois étonné de la manière dont les
sujets reviennent, même assez promptement, à une
santé florissante; j'ai vu de jeunes garçons si ché-
tifs, qu'ils semblaient ne pouvoir vivre long-temps,
s'adonner à la pêche et devenir des hommes d'une
structure athlétique.

13. Une jeune dame, née à Calcutta, où elle
avait passé presque toute sa vie, vint chez M. Legallais, il y a deux ans, pour prendre les bains de
mer. Cette malade, d'une extrême faiblesse, avait
continuellement une forte oppression et les pieds
enflés, signes qui annonçaient le commencement
d'une hydropisie de poitrine; le cas était grave, et
l'opportunité du bain difficile à juger. Cependant,
ayant pris connaissance des circonstances qui avaient
pu provoquer cet état, surtout du long séjour qu'elle
avait fait dans un pays très-chaud, où elle avait
été épuisée, je ne balançai point à lui conseiller de
se baigner. A peine eut-elle pris quelques bains,
qu'elle fut soulagée. Ce mieux-être s'accrut jusqu'à
l'époque de son départ pour Bordeaux, mais j'ignore
s'il se soutint.

14. Cette faiblesse dont je viens de parler amène souvent les scrophules chez les enfans. D'autres causes peuvent aussi les faire naître; mais quelle qu'en soit l'origine, elles sont maintenant si multipliées et se présentent sous tant de formes qu'elles sont réellement un fléau redoutable pour l'humanité. Nous possédons des remèdes très-énergiques pour les combattre, et la manière de les traiter est bien connue; cependant, je le dis avec regret, on ne les guérit presque jamais complètement. Cela vient de ce qu'il est difficile, et souvent impossible, d'empêcher toutes les causes qui les ont produites d'agir toujours sur les malades On peut bien changer leur nourriture, les tenir plus proprement, mais on ne peut pas aussi facilement changer l'air qui les environne, ce qui est, à mon avis, une des plus puissantes causes pour engendrer la maladie et pour l'entretenir. J'ai acquis la conviction, par l'expérience, que si les scrophuleux habitaient long-temps sur le bord de la mer, ils verraient, le plus souvent, leur maladie guérir d'elle-même : dans tous les cas, les traitemens y seraient toujours complètement efficaces, s'ils y restaient assez long-temps.

15. Il n'y a aucune maladie pour laquelle les bains de mer soient plus salutaires que pour les scrophules; mais souvent ils doivent être pris avec beaucoup d'art. Par exemple, les bains froids ne conviennent pas toujours; il faut que l'eau soit

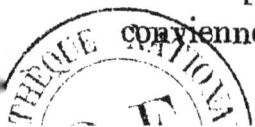

2

tempérée, surtout si les sujets sont très-jeunes.
Voici un cas de cette espèce : Mme Dufaï, de Bordeaux, vint à la Teste l'année dernière pour faire
prendre les bains à une de ses demoiselles, âgée de
deux ans et demi. La maladie était portée à un si
haut degré, que les deux côtés du cou étaient lar-
gement ulcérés; les yeux enflammés, ayant chacun
plusieurs taies, étaient si sensibles, qu'il fallait les
tenir toujours exactement couverts. Cette dame
avait pris des consultations avant de venir ici. La
petite malade était baignée dans le bassin, en même
temps qu'elle subissait un traitement qui lui avait
été prescrit. Quelques jours après qu'elle eut commencé les bains, tous les accidens empirèrent, la
diarrhée survint, et tout annonçait les plus graves
dangers si on les continuait. Mme D.... était déci-
dée à se retirer, lorsqu'on lui conseilla de me consulter, ce qu'elle fit. Après avoir bien observé la
malade, je fis cesser les bains froids et tous les remèdes qu'elle prenait. J'ordonnai la tisane d'orge
édulcorée avec le sirop de gomme, des lavemens
avec une décoction de graine de lin, et un bain
chaud avec l'eau simple, afin d'arrêter la diarrhée,
ce que j'obtins promptement. Je laissai reposer
quelques jours la malade, puis je prescrivis les
bains tièdes d'eau de mer et un régime animal.
J'employai aussi quelques remèdes dont l'iode faisait la base, tant à l'extérieur qu'à l'intérieur. Sous
l'influence de cette médication, dans un mois et

demi toutes les ulcérations du cou et des yeux dis-
parurent, l'enfant prit de la fraîcheur, et sa vue
était revenue comme si elle n'eût jamais eu du mal
aux yeux.

16. Il est prudent de cesser tous les remèdes
lorsqu'on use des bains froids; mais, si on les prend
chauds, on peut faire le traitement qu'on juge
convenable. Quelques sujets ont assez d'un bain
froid par jour; d'autres peuvent aller jusqu'à deux :
en général, ils doivent être de peu de durée. Jamais on ne doit prendre plus d'un bain chaud par
jour, et ce doit être le matin. La température du
bain doit être égale à celle du corps ou un peu au-
dessous.

17. Les bains froids conviennent dans quelques
rhumatismes anciens, mais il en est auxquels ils
ne conviennent pas. Ayant quelquefois vu des rhumatisans guéris par ce moyen, et d'autres n'en
éprouver aucun bon effet, j'ai cherché à me rendre
raison de cette différence. J'ai cru reconnaître que
les rhumatismes déclarés l'hiver par un temps hu-
mide, dépendant d'un défaut de transpiration,
étaient ceux auxquels ces bains ne convenaient pas;
que les rhumatismes qui avaient commencé le prin-
temps, dans un temps sec, étant dans leur origine plus inflammatoires que les autres, étaient
ceux que ces bains guérissaient. J'ai encore cru re-
marquer que les rhumatismes articulaires ne guérissaient pas aussi bien par le bain froid, que ceux

qui avaient leur siége principal dans les muscles. D'après ce que je viens de dire, on voit que c'est une chose difficile de pouvoir décider de suite, et d'une manière absolue, si ce bain convient aux rhumatisans, parce qu'ils ne peuvent pas toujours donner les renseignemens qui seraient indispensables pour asseoir un jugement à ce sujet. Heureusement que dans les cas douteux, les malades ne risquent rien d'essayer ce bain, parce que s'ils n'en sont pas soulagés, les bains de mer chauds ou les bains de sable (qu'on nomme *arénation*) les guériront certainement, si cela est possible.

18. Il y a un assez grand nombre de personnes sujettes à des douleurs *errantes*, souvent assez vives pour empêcher le mouvement des parties malades, qui guérissent très-bien par le bain froid. Ces douleurs ne sont ni des névralgies, ni des douleurs de goutte; elles n'ont jamais causé de fièvre, ni changé la forme des parties qu'elles attaquent. Elles paraissent résider dans les muscles, et dépendre d'une irritation particulière de ces organes.

19. Ces bains peuvent aussi être utiles aux goutteux, lorsque la maladie n'est pas très-ancienne, pourvu qu'on ait le soin de les prendre dans l'intervalle des accès. Je vois chaque année des goutteux venir à l'établissement et s'en bien trouver. Je dois pourtant observer que dans cette maladie principalement, il est prudent de s'y préparer par l'abstinence, par les purgatifs, et même, si le

sujet est vigoureux, par la saignée ou les sangsues à l'anus.

20. Les maladies nerveuses sont si variées, si bizarres, revêtent tant de formes, qu'on peut dire qu'elles sont le prothée des maladies. Je ne m'occuperai ici que de quelques-unes d'entr'elles, sur lesquelles j'ai vu les bons effets des bains de mer. La première et la plus fréquente, surtout dans les villes, est celle qu'on nomme hystérie ou vapeurs hystériques. Cette maladie, particulière aux femmes, présente une grande variété de phénomènes, et dépend d'une infinité de causes, dont les plus fréquentes sont des peines morales, l'abus des plaisirs et la mollesse. Ces trois causes produisent une exaltation de la sensibilité, et, malgré cela, une faiblesse du corps d'où procède ce trouble de l'action nerveuse qu'on nomme *hystérie*. Lorsque la maladie n'est pas trop ancienne, qu'elle n'a pas porté une trop grande influence sur l'utérus ni sur le cerveau, on peut beaucoup espérer de ces bains. J'ai vu plusieurs cas pour lesquels ils ont été très-salutaires. Comme les femmes atteintes de cette maladie sont très-frileuses, l'immersion doit être courte et réglée sur le retard ou la promptitude de la réaction

21. L'hypochondrie, plus ordinaire aux hommes qu'aux femmes, dépend d'une indisposition des organes digestifs, coïncidant avec une certaine susceptibilité morale, qui fait que les malades sont in-

quiets, moroses, soupçonneux, misanthropes, enclins au suicide. J'ai une observation très-remarquable d'un homme restant près de la Teste, qui, atteint de cette maladie à un haut degré, a été totalement guéri par ces bains.

22. Un autre individu restant dans une commune qui borde le bassin, est atteint, depuis plusieurs années, d'une sorte d'hypochondrie ou monomanie qui le fait toujours souffrir, mais qui a des accès caractérisés par une idée fixe qu'il ne peut vaincre, et qui le domine pendant un temps plus ou moins long, pour, ensuite, être remplacée par une autre. Tantôt c'est la crainte de la mort; tantôt c'est l'idée qu'il va tuer son enfant le plus chéri, et d'autres idées encore plus ou moins sinistres. Cet homme est d'ailleurs de mœurs très-douces; il est bon époux, bon père et bon ami. Chaque été il prend des bains de mer qui le soulagent beaucoup. Sa maladie a sensiblement diminué, et j'espère qu'elle cessera complètement.

23. Il importe, dans ces deux dernières maladies, d'éloigner toute contention d'esprit pendant l'emploi des bains, d'observer un bon régime et de seconder leur effet par les promenades sur l'eau, par l'équitation et les promenades à pied sur le rivage de la mer.

24. La folie, cette maladie si redoutable, est encore une de celles pour lesquelles les bains de mer sont d'une efficacité incontestable; mais il faut que

leur emploi soit précédé d'autres moyens, sans quoi ils pourraient nuire. Pour bien expliquer quand ces bains doivent être employés, je crois ne pouvoir mieux faire que de citer deux observations qui sont connues ici de tout le monde.

25. Le nommé Taffard, de la Teste, tonnelier, âgé de vingt-deux ans, fortement constitué, étant à Bordeaux, y fut atteint de folie, sans cause connue. Cette maladie était si violente, qu'il fallait le tenir constamment attaché. Il reçut quelques soins à Bordeaux sans aucun succès. Ramené dans ses foyers, on lui fit prendre des bains de mer; mais au lieu d'en être soulagé, la maladie empira. Il ne suffisait plus de lui attacher les bras pour s'en rendre maître, il fallait lui saisir tout le corps et l'attacher à un poteau. Il était dans cet horrible état lorsque sa mère, veuve et très-pauvre, vint me prier de lui donner des soins. Après m'être informé de tous les antécédens, je vis qu'on avait commencé les traitemens par où on aurait dû les finir. Je ne ferai point le hideux et pitoyable tableau des symptômes de la maladie; mais voici le traitement que je fis : 1.° Je le saignai au pied et je laissai couler le sang jusqu'à la défaillance; 2.° j'ordonnai la tisane de nymphéa; 3.° des bains tièdes d'eau simple, et des douches froides sur la tête; 4.° des pilules de camphre et de nitre; 5.° la diète lactée, ne permettant, avec le lait, aucun autre aliment que de la *cruchade,* sorte de bouillie faite avec la

farine de maïs. Quatre jours après la première saignée, j'en fis une seconde presque aussi forte. Dès les deux premiers jours, la fureur s'était beaucoup calmée : on pouvait le contenir facilement. Après la seconde saignée, je le fis totalement détacher, mais je le faisais garder nuit et jour par des soldats de la garnison, qui voulaient bien avoir cette complaisance, et qui lui imposaient beaucoup. Le douzième jour de ce traitement, le malade, sans être encore revenu à la connaissance, était calme. Sa mère, aidée par quelques voisins, suffisait pour le garder. Le vingtième jour, la fureur avait totalement cessé, mais la démence continuait. Le pouls étant très-calme, et rien n'annonçant plus une trop forte irritation cérébrale, j'ordonnai qu'on le baignât au bassin, en ayant soin de le plonger précipitamment dans l'eau à plusieurs reprises ; ce qui fut fait, à jour passé, pendant un mois. Chaque jour j'apercevais que sa raison revenait. Enfin, après une quinzaine de ces bains, les fonctions mentales furent entièrement rétablies. Cet homme est maintenant le père d'une nombreuse famille ; et jamais, depuis vingt-huit ans, il n'a donné le moindre signe qui fît craindre le retour de cette terrible maladie.

26. Dupin, résinier, âgé de vingt-cinq ans, de la commune du Teich, fut atteint de folie en Décembre 1827. Appelé pour lui donner des soins, j'employai à-peu-près les mêmes moyens que pour

Taffard; seulement, comme il n'était pas aussi fu-
rieux, je le saignai moins. Lorsque j'eus obtenu le
calme que je désirais, je l'envoyai se baigner au bassin. La température fut toujours au-dessous de zéro
pendant tout le temps qu'on le baigna, et jamais il
ne parut avoir un grand froid. Douze bains suffirent pour le ramener à une parfaite santé. Maintenant il est marié.

27. En réfléchissant à la grande quantité de fous
réunis dans les établissemens qui leur sont destinés,
je me demande : Serait-il possible de guérir plusieurs de ces malheureux? Il semble d'abord que
cette question doit être résolue négativement, parce
qu'il se présente naturellement à l'esprit cette idée:
ils ont reçu d'hommes habiles et expérimentés tous
les secours qu'ils pouvaient attendre de la médecine. Mais, soit conviction, soit pure philanthro-
pie, il me semble qu'on pourrait en guérir qui,
laissés parmi les autres fous, ne guériront jamais;
non que je doute du savoir de ceux qui les trai-
tent, mais parce que ces établissemens mêmes sont
un obstacle à leur guérison, et parce qu'on n'y a
pas tout ce qui serait nécessaire pour l'obtenir. Si
j'en crois mon expérience, les bains de mer sont un
remède pour cette maladie qu'aucun autre ne peut
remplacer, et on ne les a pas aux petites-maisons.
Pourquoi le département ne ferait-il pas un de ces
établissemens près de la mer? J'ai l'assurance qu'il
ne pourrait être aussi bien placé nulle part, et qu'on

aurait un jour à se féliciter de l'avoir fondé. Certes, je n'ai pas la prétention d'être plus habile que les autres médecins pour le traitement de cette maladie, et pourtant je puis dire sans orgueil, mais avec une grande satisfaction pour mon cœur, que j'ai guéri tous les fous qui ont été confiés à mes soins. Je ne propose pas ici un établissement pour y entasser les fous; je voudrais qu'il fût consacré à les recevoir au fur et à mesure qu'ils seraient atteints de la maladie, pour y être traités de suite par les moyens que l'art prescrit et par les bains de mer. Comme le nombre de ceux qui seraient attaqués de cette maladie, je suppose dans six mois, ne serait jamais bien grand, et que ce temps serait toujours suffisant pour les traiter, cet établissement ne devrait pas être bien considérable; il suffirait, je pense, qu'il pût contenir au plus douze malades, mais il faudrait y réunir absolument tout ce qui serait nécessaire. Après qu'on aurait épuisé sur chacun d'eux tous les moyens dont la science pourrait disposer, ceux qu'on n'aurait pas le bonheur de pouvoir guérir seraient envoyés dans les dépôts. Alors on pourrait bien gémir sur le sort de ces malheureux, mais l'humanité n'aurait plus rien à réclamer.

28. Il y a des dartres, surtout chez les enfans, qui guérissent par l'emploi de ces bains. En voici un exemple : M. C..., né de parens sains, dans le canton de Belin, âgé de douze ans, avait presque

tout le corps couvert d'une croûte, principalement près des articulations. Je jugeai que cette maladie dépendait d'une affection de la lymphe, analogue aux scrophules, et d'une faiblesse des fonctions de la peau. J'ordonnai ces bains; vingt-deux suffirent pour le guérir.

29. Ils conviennent aussi dans la leucorrhée ou fleurs blanches, lorsque cette affection n'a pas encore trop altéré les parties sexuelles, et dans certains embarras du bas-ventre, dépendant d'une faiblesse des organes qu'il contient.

30. L'observation suivante concerne M.me Magonty, de Bordeaux. Cette respectable dame, par reconnaissance pour la guérison qu'elle a obtenue des bains de mer, daigne me permettre de la nommer et d'exposer ici sa maladie. En Octobre 1824, M.me Magonty, traversant un petit fossé, sans faire aucun effort, fut prise d'une douleur excessivement vive dans le genou gauche. Soudain cette partie enfla, et il fut impossible à la malade de marcher. Elle resta deux mois dans son lit, pendant lesquels elle reçut tous les soins de l'art. Les sangsues, les cataplasmes et plusieurs autres moyens furent mis infructueusement en usage. La douleur persista pendant ces deux mois avec la même intensité; mais après ce temps, elle diminua quelque peu, et le membre, très-amaigri, resta pendant huit mois sans pouvoir être mû. Après ce long temps de souffrance et d'infirmité, la malade put se soutenir sur

des crosses, mais elle ne pouvait pas appuyer le pied sur le sol. Tout semblait annoncer qu'elle était estropiée pour toujours. Cependant les chaleurs de 1825 étant venues, M.me Magonty voulut essayer les bains de mer : elle vint pour cela à la Teste. A chaque bain, elle se sentait soulagée; au cinquième, elle commençait à s'appuyer facilement sur le pied gauche, et au vingtième elle fut totalement guérie. Jamais, depuis, aucune douleur ne s'est fait ressentir dans cette partie.

CHAPITRE III.

*Des Bains chauds, des Douches, de l'usage inté-
rieur de l'eau de mer, de l'Arénation et de l'air
des bords de l'Océan.*

SECTION I.re — *Des Bains de mer chauds.*

31. J'ai déjà dit que, dans quelques cas, les bains chauds devaient être préférés aux bains froids; j'en ai cité un exemple bien remarquable. On peut dire qu'en général ils conviennent aux très-jeunes scrophuleux, et qu'il en est d'autres, plus âgés, auxquels ils peuvent être utiles : ce sont principalement ceux qui sont porteurs de scrophules ulcé-

rées. Ils conviennent aussi dans certains rhumatismes chroniques. On ne peut pas toujours distin-
guer ces cas , ce qui fait qu'il faut que les malades
en éprouvent les effets , et ils peuvent le faire sans
inconvénient. On doit les employer sur tous les malades qui, ayant besoin des bains de mer, ne peuvent pas les supporter froids. La température de
ces bains doit varier selon l'âge, le tempérament,
le degré de force des sujets, et aussi selon la nature
de la maladie. Plus le sujet est jeune ou faible, plus
il les faut chauds. Ils ne doivent jamais dépasser la
température du corps pour les scrophuleux, et le
plus souvent ils doivent être un peu au-dessous.
Pour les rhumatismes, ils doivent être de quelques
degrés au-dessus. Comme dans ces bains l'absorption
est plus considérable et plus prompte que dans les
bains froids, on doit les mettre en usage toutes les
fois qu'on se propose de faire pénétrer dans le corps
une plus grande quantité des nombreuses substances que contient l'eau de mer.

SECTION II. — *Des Douches.*

32. Les douches sont données froides, tempé-
rées ou chaudes; elles diffèrent encore selon le vo-
lume du filet d'eau et la hauteur dont on le fait
tomber. Elles conviennent dans la folie, dans l'hypochondrie, dans la manie intermittente et dans
plusieurs autres affections cérébrales. On les emploie aussi dans les hémiplégies, dans les paralysies

locales, dans la danse de Saint-Guy, dans les engorgemens lymphatiques, dans les ulcères scrophuleux, dans certaines obstructions des viscères
et dans un grand nombre d'autres maladies. Je les
ai employées avec succès dans ma pratique, ainsi
qu'on l'a vu dans l'observation relative à Taffard;
mais, comme il n'y a encore aucun appareil de
douches dans l'établissement confié à mes soins, je
n'ai pas des faits assez divers sur leur manière d'agir,
pour préciser tous les cas dans lesquels elles pourraient être utiles. Ce qu'il y a de certain, c'est que
dans plusieurs circonstances, elles sont plus énergiques, et qu'elles nécessitent plus d'art et de précaution dans leur emploi, que les bains mêmes.

SECTION III. — *De l'usage intérieur de l'eau de
mer.*

33. Cette eau étant chargée de différens sels,
d'iode et d'autres substances, on sent qu'elle doit
être un excellent remède, lorsqu'elle est employée
à propos et avec soin. Elle convient surtout dans le
traitement des scrophules et dans les affections ver-
mineuses qui sont sans fièvre. On la donne par
cuillerées à bouche; c'est assez de trois par jour
dans les scrophules, depuis l'âge de dix ans jusqu'à
quinze. Les sujets plus jeunes ont assez de la moitié
de cette dose. S'il doit en être fait un long usage,
on peut en augmenter la quantité progressivement
jusqu'à six cuillerées. Il faut, pour prendre cette

eau, n'avoir pas de fièvre, et que les voies diges-
tives soient en bon état. Il importe beaucoup d'observer ses effets : si elle faisait vomir ou si elle
causait des douleurs d'estomac, il faudrait en diminuer la quantité ou en suspendre momentané-
ment l'usage, pour le reprendre lorsque le malade
y serait mieux disposé. Elle doit être prise à jeun
et entre les repas. Lorsqu'on l'emploie contre les
vers, on peut en donner davantage, surtout le
matin à jeun. J'ai observé que les personnes qui
avaient des vers dans l'estomac, supportaient très-
bien son usage. J'ai plusieurs fois fait cesser, avec
une dissolution de sel, des douleurs de ventre qu'ils
occasionnaient; le peuple emploie souvent ce moyen.
Lorsqu'on a en vue de tuer les petits vers blancs
nommés *ascarides*, qui fatiguent l'anus des enfans
et quelquefois des grandes personnes, on doit
donner cette eau en lavemens.

Section IV. — *De l'Arénation ou Bain de sable.*

34. Voici un de ces remèdes dont les effets sont si
grands et souvent si efficaces, que son usage est depuis long-temps devenu populaire. Les habitans
des Landes et des bords du bassin qui ont des douleurs, cherchent leur guérison en s'enfouissant
sous les sables chauffés par l'ardeur du soleil, et
il est rare que ce soit sans succès. Telles douleurs
qu'aucun autre moyen n'a pu guérir, disparaissent

d'une manière merveilleuse par la vive action de ces bains. On conçoit combien ils doivent être énergiques, en réfléchissant que l'arène dont on se sert reste imprégnée de tous les sels de la mer, et que les rayons du soleil l'animent du principe le plus actif qu'il y ait dans la nature. Ces bains se prennent aussi près que possible des lieux où la mer fait son plein, lorsque le soleil a bien séché le sable et qu'il le chauffe fortement. On couvre tout le corps, ou seulement une partie (selon la nature ou le siége du mal qu'on veut guérir), d'environ un ou deux pouces de sable, et on reste ainsi exposé à l'ardeur du soleil tout le temps que le malade peut la supporter, en ayant soin seulement de s'abriter la tête au moyen d'un parasol ou de quelques feuillages. En sortant de là, le malade doit se mettre au lit, et y rester jusqu'à ce que la sueur ait cessé. S'il sent l'estomac affaibli, il peut prendre un consommé et même un peu de vin pur. Les personnes replètes doivent se préparer à ce bain par la diète, les boissons délayantes, les purgatifs et quelquefois par la saignée, afin d'éviter des congestions, surtout vers le cerveau. Pendant ce bain, le pouls s'élève fortement, tout le corps rougit, la figure s'anime, et une sueur extrêmement abondante sort de tous les pores du corps. Il faut avoir un certain degré de force pour supporter cette étuve (car cela en est une), et ne pas en avoir trop pour ne point occasionner de transport de sang

vers les organes essentiels à la vie, ainsi que je viens
de le faire comprendre. Ce bain convient aux pa-
ralytiques, aux rhumatisans, aux tempéramens
lymphatiques qui ont trop d'humidité dans le
corps, qui sont comme étiolés; enfin, à tous ceux
auxquels il faut, en quelque sorte, attiser le flam-
beau de la vie.

Section V. — *De l'Air de la mer.*

35. Dans tous les temps, les hommes instruits
ont apprécié les salutaires effets d'un air pur. Le
père de la médecine, Hippocrate, s'en est occupé
dans sa pratique et dans ses œuvres immortelles,
avec un soin et une sagacité dignes de la plus grande
admiration. Les profondes connaissances qu'il avait
acquises sur ce sujet lui faisaient, en quelque sorte,
opérer des prodiges. Entr'autres précieux avantages
qu'il en retira pour la gloire de la science et pour
le bonheur de l'humanité, on le vit délivrer la superbe Athènes d'une peste très-meurtrière, en al-
lumant du feu dans les rues pour changer l'air et
le purifier. Malgré ce mémorable exemple et tout
ce qu'ont pu dire des médecins du plus grand mé-
rite, les peuples, en général, n'ont pas toujours
porté une sérieuse attention sur cet important objet.
Maintenant même qu'on pourrait mieux que jamais apprécier les avantages d'un air sain, on ne
voit guère dans les habitations particulières, ni dans
les communes, qu'on s'occupe de moyens salutaires.

Tout le monde sait bien qu'un bon air est utile, mais peu de personnes veulent prendre la peine ou faire la dépense de se le procurer. L'intérêt et la paresse sont toujours là comme un obstacle invincible qui s'oppose à l'accomplissement des préceptes de l'art, des vœux des philanthropes et des ordres de l'autorité éclairée. Cependant l'air est l'aiguillon, le premier aliment de la vie. De ses bonnes ou de ses mauvaises qualités dépend, en grande partie, la santé des individus et souvent des populations entières. Dans les lieux où sont réunis beaucoup d'êtres vivans, où grand nombre de substances sont en corruption, comme dans les cités, l'air se décompose, se corrompt, et devient la cause active d'épidémies désastreuses ou de maladies sporadiques qui, pour n'être pas aussi générales, ne sont pas moins funestes. Si la moitié seulement des dépenses particulières ou publiques qui ne sont faites que pour des plaisirs frivoles, était consacrée à l'assainissement des lieux habités et du sol en général, on verrait bientôt un grand nombre de ces maladies disparaître, et par conséquent cesser de dégrader ou de tendre à anéantir l'espèce humaine. Mais je crains que ma faible voix ne puisse rien faire changer à ce sujet; d'autres, infiniment plus puissantes, l'ont vainement tenté ! Dans cette désespérante situation, je dirai à ceux pour qui la santé est le premier bien de la vie : Quittez vos affaires et vos plaisirs, allez sur les bords solitaires mais bienfaisans de la

mer; là vous respirerez un air encore vierge que
rien n'a pu souiller, et qui portera dans vos veines
le principe le plus actif qu'il y ait pour ranimer et
prolonger votre existence. Que de personnes, surtout dans les villes, languissent et finissent par
mourir prématurément, qui seraient guéries si elles
eussent respiré assez long-temps l'air vif et pur de
l'Océan ou du bassin ! Ce sont principalement les
scrophuleux qui pourraient attendre d'heureux
succès d'un tel séjour ; mais pour cela, il faudrait
que, d'une volonté ferme, ils renonçassent aux
jouissances de la ville, et qu'ils sussent trouver des
charmes à contempler le spectacle imposant et ma-
jestueux de la mer. On doit se plaire dans tous les
lieux où l'on peut trouver la santé qu'on a perdue
ou le soulagement à ses maux.

36. Je termine ici mon travail et non mon sujet,
sur lequel j'aurais pu longuement disserter ; mais
j'ai préféré, pour ne pas fatiguer les lecteurs, le
rendre aussi substantiel et concis que possible, sans
toutefois y rien omettre d'essentiel sur les sujets
que j'ai tracés. J'ose espérer qu'il sera utile, parce
que, pour le composer, j'ai toujours tâché de
m'appuyer sur une saine doctrine, sur des faits po-
sitifs et sur des observations exactes. Ce n'est qu'un
premier essai ou un cadre dans lequel j'ai jeté les
bases d'un ouvrage tel que je conçois qu'il devrait
être fait sur cette importante matière, et tel que
je le ferai, si Dieu me prête vie, lorsque j'aurai
réuni assez de matériaux pour cela.

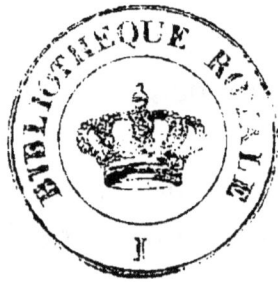

www.ingramcontent.com/pod-product-compliance
Lightning Source LLC
Chambersburg PA
CBHW071432200326
41520CB00014B/3668